BEI GRIN MACHT SICH IHR
WISSEN BEZAHLT

AF136246

- Wir veröffentlichen Ihre Hausarbeit,
  Bachelor- und Masterarbeit

- Ihr eigenes eBook und Buch -
  weltweit in allen wichtigen Shops

- Verdienen Sie an jedem Verkauf

Jetzt bei www.GRIN.com hochladen
und kostenlos publizieren

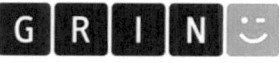

Bibliografische Information der Deutschen Nationalbibliothek:

Die Deutsche Bibliothek verzeichnet diese Publikation in der Deutschen National-
bibliografie; detaillierte bibliografische Daten sind im Internet über http://dnb.d-
nb.de/ abrufbar.

Impressum:

Copyright © 2010 GRIN Verlag
Druck und Bindung: Books on Demand GmbH, Norderstedt Germany
ISBN: 9783640902668

Dieses Buch bei GRIN:

https://www.grin.com/document/171128

Heiko Schumann

Die Kostenentwicklung im Deutschen Gesundheitswesen

Im Blickpunkt: Der erste und zweite Gesundheitsmarkt unter dem Einfluss des demographischen Wandels, medizinisch technischen Fortschritts und Moral Hazard

GRIN Verlag

GRIN - Your knowledge has value

Der GRIN Verlag publiziert seit 1998 wissenschaftliche Arbeiten von Studenten, Hochschullehrern und anderen Akademikern als eBook und gedrucktes Buch. Die Verlagswebsite www.grin.com ist die ideale Plattform zur Veröffentlichung von Hausarbeiten, Abschlussarbeiten, wissenschaftlichen Aufsätzen, Dissertationen und Fachbüchern.

Besuchen Sie uns im Internet:

http://www.grin.com/

http://www.facebook.com/grincom

http://www.twitter.com/grin_com

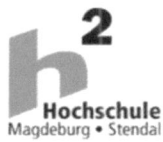

Hochschule Magdeburg- Stendal (FH)

FB Sozial- und Gesundheitswesen

Fernstudium Angewandte Gesundheitswissenschaften

Die Kostenentwicklung im Deutschen Gesundheitswesen

Im Blickpunkt:

Der erste und zweite Gesundheitsmarkt unter dem Einfluss

des demographischen Wandels, medizinisch technischen

Fortschritts und Moral Hazard

HEIKO SCHUMANN

2010

Inhaltsverzeichnis

1. Kostenentwicklung im Deutschen Gesundheitswesen

Die steigenden Kosten im Gesundheitswesen werden seit Jahrzehnten immer wieder kontrovers diskutiert. Der soziodemografischer Wandel und medizinisch-technischer Fortschritt werden als die treibenden Kräfte für die Steigerung der Gesundheitsausgaben gesehen (Dülberg et al. 2002).

Im Folgenden wird am Beispiel des demographischen Wandels und des medizinisch-technischen Fortschritts die Kostenentwicklung differenziert diskutiert.

1.1 Der Einfluss des Demographischen Wandels auf die Kostenentwicklung im Deutschen Gesundheitswesen

Niehaus (2006) definiert den Begriff „demographischer Wandel" als eine langfristige Veränderung der gesellschaftlichen Bevölkerungsstruktur. Die Veränderung der Bevölkerungsstruktur bezieht sich auf die Geburten – und Sterberate, auf die Rate der Zu – und Abwanderungen und auf das quantitative Missverhältnis zwischen „Alten" und „Jungen" (Schwartz et al. 2003).

In den vergangenen 125 Jahren ist die Lebenserwartung in Deutschland gravierend angestiegen (Kolip 2002). Bis zum Jahr 2050 werden in der Bundesrepublik Deutschland ca. 14 Millionen Menschen weniger leben als heute (Statistisches Bundesamt 2006). Gleichzeitig wird der Anteil der älteren Bevölkerung deutlich ansteigen. Die Zahl der heute über Achtzigjährigen wird von 3,7 Mio. auf fast 6 Mio. im Jahr 2020 ansteigen (Bertelsmann Stiftung 2008).

1.2 Der Einfluss der Konzepte Medikalisierung vs. Kompression auf die Kostentwicklung im Deutschen Gesundheitswesen

Die Konzepte Medikalisierung vs. Kompression werden diesbezüglich in der Literatur kontrovers diskutiert, so dass die Debatte von dramatisierend im Sinne „demographscher Katastrophe" bis zur Betrachtung als Gewinn gesellschaftlicher Lebensqualität reicht (Felder 2008).

Beide Konzepte gehen von der Betrachtung der Gesundheitsausgaben für Erkrankungen als relevante Größe aus und kommen hypothesengeleitet jedoch zu unterschiedlichen Prognosen über die künftig anfallenden Kosten.

1.3 Zusammenhang zwischen medizinisch technischer Fortschritt und Kostenentwicklung im Deutschen Gesundheitswesen

Den Innovationsanreizen folgend, ist vom medizinisch-technischen Fortschritt im Vergleich zum allgemeinen technischen Fortschritt eine übermäßige Produktion Kosten verursachender Innovationen zu erwarten (Henke und Reimers 2005). Bedeutsam ist, dass der fortschreitende medizinische Erkenntnisstand, insbesondere im Leistungsbereich, nicht substitutiver, sprich ersetzender, sondern in der Regel additiver, d.h. zusätzlicher Natur ist. Nur selten sind neue Techniken kostengünstiger als Alte. Als Beispiel sei hier die Computertomografie genannt, die die Röntgenaufnahme nicht ersetzt, sondern eine zusätzliche Untersuchungstechnik darstellt. Illich (1995) führt höhere Ausgaben im Gesundheitswesen, bedingt durch den medizinisch-technischen Fortschritt, auf eine längere Lebensdauer zurück. Empirisch gut belegt ist die Kostensteigerung des medizinisch-technischen Fortschritts (Fetzer 2005).

Ein weiterer Faktor im Sinne der Ausgabensteigerung ist das angebotsseitige Ausgabenwachstum des medizinisch-technischen Fortschritts im deutschen Gesundheitswesen (Schmidt-Wilke 2004).

Der Anteil der GKV Ausgaben am BIP verharrt seit 10 Jahren bei rund 6,2 %, in dieser Hinsicht kann keinesfalls von einer Kostenexplosion gesprochen werden (Krimmel 2005). Steigende Umsätze, Gewinne und Beschäftigungszahlen werden in den Bereichen der Wirtschaft als Erfolg gewertet. Im Bereich des Gesundheitswesens wird eine derartige Entwicklung als Kostenexplosion und Überangebot interpretiert. Andere Autoren beschreiben endogene und exogene Rahmenbedingungen als zukunftsbestimmend im Gesundheitswesens (Dülberg et al. 2002).

Zusammenfassend ist auszuführen, dass die Ausgabenentwicklung im Gesundheitswesen nur in Abhängigkeit von medizinisch-technischem Fortschritt und soziodemographischer Entwicklung zu betrachten ist. Eine reduzierte Bewertung der steigenden Kosten im Gesundheitswesen als explosionsartig und damit unvorhersehbar ist nicht sinnvoll.

2. Die Unterschiede zwischen dem ersten und dem zweiten Gesundheitsmarkt. Zukünftigen beruflichen Perspektiven in jedem Markt.

2.1 Der erste und zweite Gesundheitsmarkt

Die Gesundheitswirtschaft unterteilt den Gesundheitsmarkt in den ersten und zweiten Gesundheitsmarkt. Der erste Gesundheitsmarkt umfasst die Gesundheitsleistungen der gesetzlichen und privaten Krankenversicherung und wird häufig anhand der erstattungsfähigen Leistungen definiert (Wilp 2009).

Zum ersten Gesundheitsmarkt zählen Vor- und Zulieferbereiche (z.B. Medizintechnik, Telematik, Gesundheitshandwerk, Biotechnologie, Pharmaindustrie) und so genannte Kernbereiche der Gesundheitswirtschaft wie stationäre und ambulante Versorgung, Prävention, Rehabilitation oder Apotheken etc. (Wilp 2009).

Krimmel (2005) beschreibt den zweiten Gesundheitsmarkt als die Summe der medizinischen Produkte und Dienstleistungen, die nicht Gegenstand einer gesetzlichen Zwangsversicherung oder eines staatlichen Gesundheitsdienstes sind (z.B. Wellness, Gesundheitstourismus, Sport und Freizeit, etc.). Der zweite Gesundheitsmarkt gewinnt auf Grund seiner Auswirkungen auf die Beschäftigung und die Produktivität sowohl an wirtschaftspolitischer als auch an volkswirtschaftlicher Bedeutung. In Deutschland ist die Gesundheitswirtschaft Kostenfaktor und Wachstumsbranche zugleich.

Die soziodemografische Entwicklung, medizinisch-technischer Fortschritt, Rekrutierungsprobleme bei Medizinberufen, Multimorbidität chronisch Kranker, der Rückgang der Laienpflegekapazitäten, steigende Ansprüche an eine bedarfs-

und altersgerechte Versorgung und die Grenzen der öffentlichen Finanzierbarkeit verdeutlichen die zukünftigen Herausforderungen (Wilp 2009).

2.2 Ökonomische Rahmenbedingungen verändern die beruflichen Perspektiven im Gesundheitswesen

Der Wandel der ökonomischen Rahmenbedingungen führt zu zukünftigen beruflichen Perspektiven mit deutlichen Beschäftigungszugewinnen im ersten Gesundheitsmarkt. Hier sind vor allem der Bereich der Pflege (Altenpflege) sowie der ambulanten und der stationären Versorgung zu nennen (Wilp 2009).

Im zweiten Gesundheitsmarkt erfolgt eine Fokussierung auf die Mobilisierung privater Kaufkraft für den Gesundheitssektor (z. B. zusätzliche private Versicherungen, IGeL – Leistungen, Aufbau von Hotelanlagen mit Nachsorgeangeboten, Wellnessaktivitäten usw.). Der zweite Gesundheitsmarkt, mit steigender Tendenz des Einsatzes privater Mittel zur Finanzierung gesundheitsbezogener Dienstleistungen, verbindet eine gleichzeitige Steigerung privater Aufwendungen im Kernbereich des ersten Gesundheitsmarktes. Eine wertsteigernde Betrachtung des „Gutes" Gesundheit führt zu einer wachsenden Konsumbereitschaft unter anderem in den Bereichen der Schönheitschirurgie, Lifestyle Drugs oder der Fitness- und Wellnessangebote. Die Gesundheitswirtschaft wird so als eine wichtige Stütze des Strukturwandels zahlreiche neue Arbeitsplätze generieren. Dieser soziale, technische und wirtschaftliche Wandel wird in Zukunft also für eine Steigerung der Nachfrage nach Beschäftigung in der Gesundheitswirtschaft führen (Dülberg 2002).

Ebenso zeichnet sich ab, dass es zukünftig im Gesundheits- und Sozialwesen eine Arbeitskräftemangel geben wird (Dülberg et al. 2002). Die Gesundheitswirtschaft wird zudem als Branche mit weitreichend guten Wachstumsaussichten gesehen.

Der erste und zweite Gesundheitsmarkt können in einer Form verschmelzen, so dass neue Gestaltungsräume wie z.B. die der Integrativen Medizin, der Klinikhotels oder des Fitness- und Freizeitmarktes entstehen. Die Politik wird den hoch regulierten Gesundheitsmarkt zunehmend in die Freiheit entlassen (Roeser 2008).

3. Was ist Moral Hazard? Warum kann es im Gesundheitswesen durch diese Verhaltensweise zu Fehlallokationen kommen?

In einem Interview der Financial Times Deutschland beschreibt der Wirtschaftsethiker und Ökonom Karl Hohmann (2008) das Phänomen Moral Hazard als ein besonderes Verhalten, das sich in bestimmten Einstellungen und Haltungen manifestiert. Mit dem Wissen, im Schadensfall das Risiko nicht selber tragen zu müssen, gehen Marktteilnehmer ein übermäßiges Risiko ein.

Das Moral Hazard Verhalten ist in allen Gesellschaftsbereichen zu beobachten, bei Einzelpersonen, die den eigenen Vorteil auf Kosten der Allgemeinheit suchen, klassisch bei Versicherungen im Gesundheitswesen und derzeit an den Kapitalmärkten (Guertler 2008).

Eine eindeutige Einigung in der Übersetzung des Begriffes Moral Hazard ist nicht bekannt. Schreyögg (2002) übersetzt Moral Hazard sinngemäß mit unmoralischen Verhalten, während Baßeler et al. (2006) von moralischer Gefahr sprechen. Der aus der Versicherungswissenschaft stammende Begriff Moral Hazard beschreibt den Anreiz, aufgrund einer Versicherung ein höheres Risiko einzugehen und weniger Sorgfalt als ohne Versicherung walten zu lassen (Wasem/Buchner 2006).

Um ein Mindestmaß an Sorgfalt zu schaffen, sind die Versicherungsgesellschaften bestrebt keine Vollversicherungen anzubieten, sondern Versicherungen mit einem Selbstbehalt.

3.1 Informationsasymmetrie und Fehlallokationen durch Moral Hazard

Aus einem neuen Bereich der Wirtschaftstheorie, der Informationsökonomie stammt der Ausdruck der Informationsasymmetrie.

Die Annahme einer Informationsasymmetrie am Markt unterstützt u. a. die Entwicklung des Phänomens Moral Hazard (Emons 2001). Eine nähere Betrachtung des Moral Hazard Phänomens erfolgt am Beispiel der Krankenversicherung.

Moral Hazard führt in der Versicherung zu Fehlallokationen und gesamtwirtschaftlich betrachtet zu Wohlfahrtsverlusten (Schreyögg 2002). Eine Versicherungsgesellschaft schließt mit einem Individuum eine Versicherung ab, um im Schadensfall das Risiko und die Folgekosten zu tragen.

Die Auswirkung besteht in einer erhöhten Risikobereitschaft bezogen auf das Verhalten des Individuum.

3.2 Verändertes Inanspruchnahmeverhalten durch Moral Hazard

Im Bereich der Krankenversicherung führt das Vorliegen einer Versicherung dazu, das der Versicherte im Krankheitsfall ohne Rücksicht auf die Kosten die maximale Behandlung auswählt (Schwartz et al. 2003).

Mit der Kostenübernahme durch die Krankenversicherung sinkt die Bereitschaft zur Vermeidung von Erkrankungen. Gleichzeitig steigt das Inanspruchnahmeverhalten bezogen auf medizinische Leistungen. Dieses unmoralische Verhalten wird auch als ex-ante Moral Hazard beschrieben (Henke et al. 1999).

Ein weiteres Phänomen ist das bewusste Herbeiführen oder Vortäuschen einer Erkrankung und die damit verbundenen Folgekosten, wie Arztkosten und Lohnausfall, die der Versicherung übertragen werden. Die hier entstandenen vermeidbaren medizinischen Leistungen, sind im Kontext zu Moral Hazard tatsächliche Kosten (Schreyögg 2002). Unbetrachtet bleibt hier aufgrund der Zeichenbegrenzung der volkswirtschaftliche Schaden.

Als ex-post Moral Hazard wird eine gesteigerte Nachfrage nach medizinischen Leistungen bezechnet, ungeachtet der zu erwartenden Effizienz.

Das Inanspruchnahmeverhalten im Kontext zu den Leistungen spielt jedoch keine Rolle, da dem Versicherten keine oder nur geringe Kosten entstehen (ebd.). Hinzu kommt das mangelnde Einschätzungsvermögen der Leistungsnehmer gegenüber der empfohlenen Maßnahme, auch als mangelnde objektive Qualitätsbeurteilung oder mangelnde Konsumentensouveränität bekannt.

3.3 Veränderung der gesellschaftlichen Rahmenbedingungen durch Moral Hazard

Anhaltende Einnahmenprobleme der Krankenkassen und veränderte gesellschaftliche Rahmenbedingungen, wie der demografische Wandel, das Inanspruchnahmeverhalten der Versicherten, führten zu einem Paradigmenwechsels des Gesundheitssektors der Bundesrepublik Deutschland mit einem Zielkonflikt zwischen den politischen Forderungen und dem Wettbewerb des Marktes (Friedrich 2007).

In der heutigen Zeit steht der Gesundheitssektor der Bundesrepublik unter dem Druck dieses Paradigmenwechsels. Die sich am Angebot orientierenden Nachfragen führen zu der Gefahr einer präventivmedizinischen Fehlallokation (Schwartz et al. 2003).

Das Nichterreichen einer pareto optimalen Allokation auf dem Versicherungsmarkt führt zu einer Verminderung der Wohlfahrt. Die Behandlungskosten fließen aufgrund der Vollversicherung nicht in das Entscheidungskalkül des Leistungsnehmers mit ein. Moral Hazard im Versicherungssystem verändert das Inanspruchnahmeverhalten des Versicherten und dessen Agenten und führt zum Markversagen, zu steigenden Ausgaben und somit zur Fehlallokationen.

Zusammenfassend lässt sich festhalten, dass die im Text beschriebenen Probleme durch Moral Hazard ebenso den Missbrauch bei der Allokation von Gesundheitsgütern aufzeigen (Friedrich 2007). Die Herausforderung der Gesundheitspolitik liegt in der Neugestaltung des Marktwettbewerbes.

4. Literaturverzeichnis

Baßeler, U., Heinrich, J., Utech, B.: Grundlagen und Probleme der Volkswirtschaft. 18. Auflage. Stuttgard: Schäffer-Poeschel Verlag 2006. S. 461.

Bertelsmann Stiftung (2008). Aktion Demographischer Wandel. Online URL:http://www.bertelsmann-stiftung.de/cps/rde/xchg/SID-0A000F0A-FE9995D4/bst/hs.xsl/media_36148.htm (06.12.2009, 13:45 MEZ)

Dülberg, A., Fretschner, R., Hilbert, J. (2002). Die Entwicklung der Gesundheitswirtschaft. Struktur, Beschäftigte und Zukunftsperspektiven. Rahmenbedingungen und Herausforderungen der Gesundheitswirtschaft. Studientext Fernstudiengang „Angewandte Gesundheitswissenschaften". Hochschule Magdeburg-Stendal (FH).

Emons, W.: Informationen, Märkte, Zitronen und Signale. Zum Nobelpreis an George Akerlof, Michael Spence und Joseph Stiglitz, in: Wirtschaftsdienst 2001/XI. S.664-668.

Felder, S. (2008). Im Alter krank und teuer? in: GGW. Jg.8, 4, S. 23-30.

Fetzer, S. (2005). Determinanten der zukünftigen Finanzierbarkeit der GKV. Doppelter Alterungsprozess. Medikalisierungs- vs. Kompressionsthese und medizinisch technischer Fortschritt. Diskussionsbeitrag des Instituts für Finanzwissenschaft der Universität Freiburg, Freiburg, Nr. 13.

Friedrich, M.: Das Gesundheitssystem zwischen Wettbewerb und Staatsdirigismus, (Hrsg.) Prof. Dr. J.-M. Graf v.d. Schulenburg, Cuvellier Verlag Göttingen 2007. (Schriftenreihe des Instituts für Versicherungsbetriebslehre der Universität Hannover) S. 250.

Guertler, D., 26.03.2008: in: Die Tageszeitung (TAZ), Moral Hazard. http://blogs.taz.de/wortistik/2008/03/26/moral-hazard/ (letzter Zugriff 07.03.2009 – 11:00)

Henke, K.-D., Reimers, L. (2005). Finanzierung, Vergütung und Integrierte Versorgung im medizinisch-technischen Leistungsgeschehen. Berlin, S. 14-17.

Henke, K.-D., Hesse, M.: Ökonomik des Gesundheitswesen. Ein allokativ und distributiv orientierter Überblick. in: Handbuch der Wirtschaftsethik. Hrsg. W. Korff et al. 1999. S. 249-289.

Hohmann K. 14.10.2008: Finanzial Times Deutschland (FTD). Interview Tartler, J., mit Karl Hohmann Wirtschaftsethiker, Moral-Hazard-Problem. Kategorien wie Gier führen in die Irre. Online unter URL.http://www.ftd.de/politik/europa/:Moral-Hazard-Problem-Kategorien-wie-Gier-f%FChren-in-die-Irre/425910.html (letzter Zugriff 07.03.2009 - 10:00 MEZ)

Illich, I. (1995). Die Nemisis der Medizin. Die Kritik der Medikalisierung des Lebers. Aus dem Engl. Von Lindquist und Schwab, 4. Auflage. München: Verlag C.H. Beck.

Kolip, P. (2002). Gesundheitswissenschaften. Eine Einführung. Weinheim, München: Juventa Verlag. S. 8-14.

Krimmel, L. (2005). Marketing für Arztpraxen. Die politische Dimension. Der Zweite Gesundheitsmarkt. Berlin, Heidelberg: Springer Verlag.

Niehaus, F. (2006). Alter und steigende Lebenserwartung. Eine Analyse der Auswirkungen auf die Gesundheitsausgaben. Köln: Wissenschaftliches Institut der PKV.

Roeser, J. (2008). Zweiter Gesundheitsmarkt. Chancen des Mittelstandes in einem Wachstumssektor. Berlin. Vortragshandout.

Schmidt-Wilke, J. (2004). Nutzenmessung im Gesundheitswesen. Analyse der Instrumente vor dem Hintergrund zielfunktionsabhängiger Informationsverwendung. Gabler Edition Wissenschaft. S. 63-64.

Schreyögg, J. (2002). Finanzierung des Gesundheitssystems durch Medical Savings Accounts. in: List Forum für Wirtschafts- und Finanzpolitik. Band 28. Heft 2, S. 157-162.

Schwartz, F.W., Bacura, B., Busse, R. (2003). Public Health. Gesundheit und Gesundheitswesen. Auflage 2. München, Jena: Urban & Fischer Verlag. S.163-165.

Statistisches Bundesamt (2006). Koordinierte Bevölkerungsvorausberechnung für Deutschland. Online URL: http://www.destatis.de/datensammlung [letzter Zugriff 01.12.2009, 20:00]

Wasem, J., Buchner, F. (2006). Gesundheitsökonomie und Gesundheitspolitik. Ursachen für die Ausgabenentwicklung im Gesundheitswesen. Studientext Fernstudiengang „Angewandte Gesundheitswissenschaften". Hochschule Magdeburg-Stendal (FH). S. 53-56.

Wilp, T. (2009). Rahmenbedingungen und Herausforderungen der Gesundheitswirtschaft. Skript zur 16. Präsenzphase im B 2008. Fernstudiengang „Angewandte Gesundheitswissenschaften". Hochschule Magdeburg-Stendal (FH).

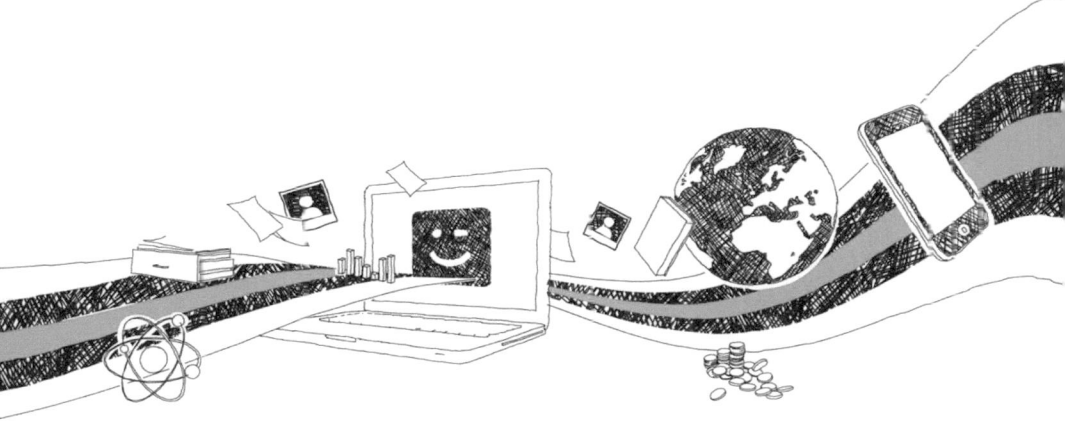
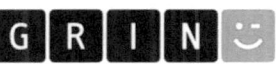